AF201047

Einfach abnehmen

Felix Olschewski

EINFACH ABNEHMEN

Mit Lebensfreude zum Ziel

Ein Urgeschmack-Buch

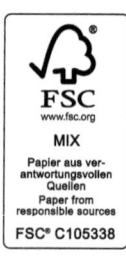

Bibliografische Information der Deutschen Nationalbibliothek
Die Deutsche Nationalbibliothek verzeichnet diese Publikation in der Deutschen Nationalbibliografie; detaillierte bibliografische Daten sind im Internet über http ://dnb.dnb.de abrufbar.

www.urgeschmack.de

© 2020 Felix Olschewski
felixolschewski.de

Umschlagmotiv:
Andrea Christen – andreachristen.com

Herstellung und Verlag:
BoD – Books on Demand
ISBN 978-3-7504-9284-4

Für dich. Ehrlich.

INHALT

Eine Geschichte aus der Wildnis

Wie kann ich abnehmen und gesund bleiben, dabei das Essen genießen und möglichst wenig Schaden anrichten?

Zehn Jahre habe ich mich auf der Suche nach einer Antwort durch den Diät-Dschungel geschlagen. Um mich herum nur Low-Carb-Schlingpflanzen, Reiskeks-Dornen und Margarinen-Treibsand. Ich bin im Kreis gelaufen und Zickzack gesprungen, gestürzt, abgerutscht und mehr als einmal auf der falschen Fährte gelandet.

Doch der Weg hat sich gelohnt. Heute esse ich besser als je zuvor und genieße jede Mahlzeit, erfreue mich bester Gesundheit und bleibe schlank. Es hat mir nur ein Schlüssel, ein Puzzleteil gefehlt. Wenn du magst erzähle ich dir die Geschichte von Anfang an und zeige dir den kürzesten Weg.

Komm. Wenn ich das geschafft habe, packst du das auch. Mein Startpunkt lag bei einem täglichen Sortiment aus Schokoriegeln, gekrönt von Pizza, Kakao und Tortellini in Käsesahnesoße. Aus der Tüte. Viel weiter unten kann man kaum anfangen.

Einleitung

Du möchtest abnehmen. Du möchtest gut essen. Du möchtest dich gesund ernähren. Dafür suchst du eine einfache Lösung. Deswegen hast du dieses Buch gekauft. Es gibt tausend Wege zum Erreichen deines Ziels. Ich zeige dir genau einen Pfad, der zu deinen Vorstellungen passt, Tritt für Tritt.

Ich könnte dir einfach eine Liste mit Meilensteinen in die Hand geben, mit der vollen Bewegungsfreiheit. Doch dann müsstest du ständig Entscheidungen treffen: Links herum oder rechts? Die Abkürzung über den Felsen oder doch lieber sicheren Fußes drum herum? Solche Entscheidungen kosten Kraft. Die spare ich dir. Wenn dir der Sinn nach mehr Abenteuer steht, dann reiß mir einfach den Reiseführer aus der Hand und lies kreuz und quer durch dieses Buch: Auch das kann funktionieren, denn diese Wanderkarte habe ich so gemalt, dass sie reichlich Nebenrouten bietet.

Ich führe dich entlang eines Weges, auf dem ich schon tausende andere Menschen zu ihrem Ziel gebracht habe. Am Ende wirst du nicht auf einem Berg stehen, von dem du einfach wieder herunterfallen kannst, nur um dann von vorne beginnen zu müssen. Vielmehr kannst du am Ziel einen Siegestanz aufführen.

Ich zeige dir nicht nur einen Weg, sondern auch eine Art der Fortbewegung. Wir werden nicht rennen, sondern voller Besonnenheit spazieren und schon dadurch viele Stolpersteine umgehen. Dennoch wirst du schnell vorankommen.

Du wirst stürzen.

Wenn du mit mir wanderst, ist es nicht schlimm, wenn du mal ausrutschst und hinfällst. Steh einfach auf und dann ziehen wir weiter. Du verlierst deinen Fortschritt nicht. So wie ich dich führe, wirst du den Weg ohne Mühe auswendig lernen und ein Leben lang im Kopf behalten; mehr noch: Du wirst diese Route lieben, weil sie dein ganzes Leben erleichtert.

Diesen Pfad habe ich selbst mit der Machete durch den Dschungel der Abnehmtipps und Diäten geschlagen. Mehr als zehn Jahre lang habe ich alles Mögliche ausprobiert, habe jede einzelne Nuss gewogen, Fettsäurenprofile verglichen, knallhart auf einzelne Nährstoffe verzichtet und mir die Zähne an brettharten Mandelmehlkeksen ausgebissen. All diese Erfahrungen habe ich als Fachautor notiert und veröffentlicht, mit Studien verglichen und recherchiert, wieder an mir selbst ausprobiert undauf die einfachsten Grundsätze heruntergebrochen .

Vielleicht gibt es auch andere Lösungen. Aber wozu noch länger suchen? Diesen Pfad habe ich zehn Jahre studiert. Und wenn du erstmal knallhart einfach nur abnehmen möchtest, genügen schon die ersten paar Schritte.

Folge mir. Der Weg ist frei und beginnt gleich auf der nächsten Seite mit den Reisevorbereitungen.

Reisevorbereitungen

WO KEIN WILLE, DA KEIN WEG

Wer sich kein Ziel setzt, kann auch kein Ziel erreichen. Daher musst du dir zunächst verdeutlichen, welches Ziel du überhaupt erreichen möchtest. Abnehmen ist eine Tätigkeit und kein Zustand. Wenn du dir nur Abnehmen zum Ziel setzt, wie kannst du dann feststellen, wann du es erreicht hast? Soll es ein Kilo sein oder zehn oder fünfzig? Man kann sich ein Körpergewicht als Ziel setzen. Das ist sehr konkret. Oder eine Hosengröße. Dann bewegt man sich auf einen definierten Punkt zu und kann sich stets darüber freuen, wenn man sich ihm nähert.

Welches Zielgewicht für dich sinnvoll ist, kann niemand pauschal sagen. Viele peilen allerdings ein Normalgewicht an, das sich berechnet als die Körpergröße in Zentimetern minus 100. Diese Zahl in Kilogramm ist das Normalgewicht. Ein 188 cm großer Mann subtrahiert 100 von seiner Größe, ersetzt cm durch kg und landet bei einem Normalgewicht von 88 kg. Das ist nur eine Faustregel und das Gesamtkörpergewicht setzt sich aus komplexen Faktoren zusammen, doch für die meisten Fälle genügt diese Herangehensweise.

Das ist allerdings nur ein Bestandteil des Ziels. Denn bis wann möchtest du dieses Körpergewicht erreichen? Wahrscheinlich lautet deine Antwort: So schnell wie möglich. Du musst keinen Endtermin festlegen, denn niemand außer dir selbst hat das Recht, dir hier ein Ultimatum zu setzen. Als Orientierungshilfe kannst du von rund zwei kg pro Monat ausgehen. 20 kg kannst du in zehn Monaten loswerden. Es kann länger dauern oder auch viel schneller gehen. Das kommt darauf an, wo deine Reise losgeht. Doch rund 2 kg pro Monat sind realistisch. Es ist kein Wettrennen, habe Geduld mit dir und übe Nachsicht. Behandele dich selbst so wie jemanden, den du wirklich gern hast.

Neben dieser Definition deines Ziels hilft es auch, wenn du dir klarmachst, wo du auf gar keinen Fall landen möchtest. Wer zugleich auf etwas zu und vor etwas wegläuft, hat in der Regel noch größeren Erfolg. Stell dir also auch vor, wie du aussehen wirst und wie dein Leben aussehen wird, wenn du deinen bisherigen Weg schlechter Ernährung weiter verfolgst.

Schreibe dir diese Dinge genau hier auf. Du musst sie aufschreiben. Die Vorstellung allein genügt nicht. Beim Aufschreiben bist du zur Formulierung in ganzen Sätzen gezwungen. Das regt dein Gehirn zum Nachdenken an und zur genauen Wortwahl. Dadurch gewinnst du mehr Klarheit über dein Ziel.

_____

_____

_____

_____

_____

_____

_____

_____

_____

Als Beispiel hier mein Ziel von vor zehn Jahren: »Ich möchte wieder in meine alten Hosen hineinpassen und der kleine Bauch soll verschwinden. Ich habe mindestens 10 kg zugenommen. Die möchte ich wieder loswerden. So schnell wie möglich.« (Tatsächlich habe ich später 20 kg abgenommen. Es hat neun Monate gedauert. Seitdem halte ich mein Gewicht.)

SETZE PRIORITÄTEN

Wenn du von München nach Hamburg reist, wirst du nicht in Lissabon ankommen. Wer ein Ziel erreichen möchte, muss sich von einem Ort wegbewegen. Das heißt: Um eine Sache zu gewinnen, muss man eine andere aufgeben. Wenn du abnehmen und danach dein Gewicht halten möchtest, wirst du nicht jeden Tag ein Blech Kuchen essen können.

Je nach Reisegeschwindigkeit wirst du Zeit und Kraft investieren müssen, um dein Ziel zu erreichen. Du musst einige Bequemlichkeiten aufgeben. Das wird allerdings ein Kinderspiel für dich sein, wenn du dein Ziel gut gewählt hast. Was du aufgeben musst, wirst du mit Freude loslassen. Du musst die Strecke nach Hamburg nicht im ICE fahren, sondern kannst dich auch in die Regionalbahn setzen und dir in Ruhe die Landschaft anschauen und dich mit den Menschen unterhalten, die zusteigen. Du kannst sogar an einzelnen Orten selbst aussteigen, die Gegend erkunden und später weiterfahren. Dann dauert die Reise eben länger. Solange du dein Ziel und deinen Fahrplan im Auge behältst, ist alles in Ordnung.

Doch Moskau, Mailand und Madrid liegen nicht auf der Strecke München – Hamburg. Wenn du nach Hamburg möchtest, kannst du nicht gleichzeitig Mailand erreichen. Wenn Hamburg dein Ziel ist, musst du Mailand aufgeben. Wenn Abnehmen dein Ziel ist, wird eine Tafel Schokolade nicht auf deinem Speiseplan fürs Frühstück stehen. Schaue dir die Ziele an, die du auf der vorigen Seite notiert hast: Bist du bereit, dafür etwas aufzugeben?

Weil ich mein Ziel und meine Prioritäten damals klar gesetzt hatte, fiel es mir leicht, die drei bis vier Schokoriegel und literweise Kakao jeden Tag aufzugeben, wie auch mehrfach die Woche Fast Food und Kaffee mit drei Stück Zucker. Damals fand ich das zwar lecker, aber meine Gesundheit und meine Figur waren mir erheblich wichtiger. Was ist dir wichtig? Notiere es hier:

_____

_____

_____

_____

_____

_____

Die Siebensachen packen

NUTZE DIE MACHT DER GEWOHNHEIT

Wahrscheinlich putzt du dir jeden Tag die Zähne. Du freust dich nicht darauf und verfällst dabei auch nicht in freudige Extase, dennoch fällt es dir leicht. Du denkst nicht darüber nach, sondern du machst es einfach: Es ist eine Gewohnheit. Du machst das, damit du deine Zähne nicht frühzeitig verlierst.

Links und rechts schauen, bevor man die Straße überquert, beim Klettern gut festhalten – Gewohnheiten nehmen uns Entscheidungen und das Nachdenken ab und geben unserem Gehirn mehr Freiraum für andere Dinge. So kannst du beim abendlichen Spaziergang über deinen Tag reflektieren und musst dich nicht auf den Weg konzentrieren oder darauf, einen Fuß vor den anderen zu setzen. Gewohnheiten sind klasse.

Gewohnheiten können aber auch fett machen. So habe ich in einem Jahr 10 kg zugenommen: Nach dem Frühstück und Mittagessen ein Schokoriegel, mittags Nudeln mit Sahnesoße vom Lieferdienst, jeden Tag vier oder fünf Tassen Kaffee mit drei Stück Zucker, abends ein Liter Kakao, dazu Tortellini mit Käse-Sahnesoße.

Du nimmst nicht über Nacht drei Pfund zu. Sondern du trinkst deinen Kaffee drei mal am Tag mit einem Würfel Zucker. Allein das sind nach einem Jahr rund 1,5 kg Körperfett.

Du kannst dir das Leben gewaltig erleichtern, indem du möglichst viele gute Angewohnheiten bildest und schlechte Angewohnheiten ablegst. Das gilt besonders für das Abnehmen. Gute Ernährung ist ein gemütlicher Spaziergang an einem lauen Sommerabend, wenn du dir die richtigen Verhaltensweisen angewöhnst und nicht ständig darüber nachdenkst. Zugleich kannst du schlechte Angewohnheiten wie das ständige Naschen von Süßkram ablegen und dich so weiter deinem Ziel nähern.

Am besten funktioniert das Ablegen solcher schlechten Gewohnheiten, indem man sie durch gute ersetzt. Das ist ein doppelter Gewinn. Vielleicht gehörst du zu den vielen Menschen, die dem Süßkram nie widerstehen können und immer eine Tüte Gummibärchen offen auf dem Tisch vor sich liegen haben. Dann könntest du diese Angewohnheit ersetzen indem du zunächst einmal keine Tüte mit Süßkram mehr hinlegst (und kaufst) und stattdessen jedesmal, wenn du den Impuls zum Zugreifen verspürst, von deinem Stuhl aufstehst und eine Kniebeuge machst. Oder einen Liegestütz. Das wäre eine gute Gewohnheit.

Dieses Buch steckt voller Vorschläge für gute Gewohnheiten. Ich beschreibe Schritte, die für jeden Tag gedacht sind. Jeder Schritt in diesem Buch kann so selbstverständlich werden wie das tägliche Zähneputzen.

Analysiere jetzt deine Essgewohnheiten. Welche Leichen hast du im Keller? Bist du so ein Zuckervernichter wie ich damals? Trinkst du jeden Abend mehr Kakao als damals durch meinen Halbliter-Humpen geflossen ist? Oder bestellst du jeden Mittag im Büro eine Portion Nudeln mit Sahnesoße? Notiere es hier:

_____

_____

_____

VERSETZE MIT DEINEM GLAUBEN EINEN BERG
Abnehmen ist einfach. Schwierig ist es nur, wenn man das glaubt. Man sagt auch, es sei schwierig, mit dem Rauchen aufzuhören. Dem gegenüber stehen Millionen ehemaliger Raucher, die einfach über Nacht oder von

Jetzt auf Gleich mit dem Rauchen aufgehört haben. Und hinterher wundern sie sich, wie einfach das war. Es fiel ihnen leicht, weil sie nicht mehr darüber nachgedacht haben, vielleicht indem sie einen Entschluss gefasst haben, weil ihnen etwas anderes wichtiger war. Die Geburt des ersten Kindes zum Beispiel und die Verantwortung, die man damit fühlt. Mit dem Abnehmen ist es genauso. Glaube mir: Es ist wirklich einfach. Es erfordert keine besonderen Fähigkeiten, außer den Willen, es umzusetzen.

Abnehmen ist nur schwierig, wenn man der Menschenmasse zuhört, die ständig jammert und erzählt, es sei schwierig. Das ist falsch. Abnehmen ist einfach. Es ist eine ganz einfache Funktion in Säugetieren wie uns. Meine Katze nimmt jeden Winter zu und zum Sommer wieder ab. Sie spricht nicht darüber, sondern macht es einfach.

Ich werde dir nicht einreden, du müsstest einfach nur ganz fest daran glauben. Das ist Unfug, denn ohne dein Zutun wirst du keinen Erfolg haben. Jedoch wirst du mit deinem Abnehmvorhaben mit erheblich höherer Wahrscheinlichkeit ans Ziel kommen, wenn du überzeugt bist und wenn du es wirklich willst und entsprechend handelst. Auf der andere Seite sabotierst du dich selbst, wenn du nicht glaubst, dass du dein Ziel erreichen kannst. Vielen Menschen ist der Weg zu steinig und sie sind nicht bereit, auch nur die kleinste Entbehrung hinzunehmen. Die gehen dann zwar die ersten Schritte, aber wenn sie damit keinen Erfolg haben, nutzen sie das als Ausrede zum Aufhören. »Seht ihr«, sagen sie dann, »ich kann halt nicht abnehmen.« Zu denen möchtest du nicht gehören.

Und lass dir von niemandem einreden, du könntest dieses Ziel nicht erreichen. Wenn deine besten Freunde an deinem Ziel zweifeln, sind sie nicht deine besten Freunde.

Stell dir stattdessen noch einmal vor, wie deine Zukunft aussehen könnte, wenn du dein Ziel erreichst. Schau dir an, was du auf Seite 16 notiert hast. Wie wirst du dich selbst sehen? Welches Gefühl könnte deine Fähigkeit zum Erreichen dieses Ziels in dir auslösen? Schreibe es hier nieder:

_____

_____

_____

_____

Abreise

RESPEKTIERE JEDE MAHLZEIT –
NASCHE NICHT ZWISCHENDURCH

Jede Mahlzeit ist ein Schritt auf deinem Weg. Da wir uns über unbefestigten und oft rutschigen Boden bewegen, müssen wir jeden Tritt mit Sorgfalt vornehmen und unnötige Schritte vermeiden. Wir heben also die Füße und schlurfen nicht, denn das verlangsamt uns nur und es erhöht das Risiko des Stolperns. Am besten wandert man mit einem Rhythmus. Zum Beispiel die traditionelle Struktur aus drei Mahlzeiten pro Tag, Frühstück, Mittagessen und Abendessen, eignet sich dafür bestens. Das sind unsere Mahlzeiten zu festen Zeiten. Sie haben einen Anfang und ein Ende. Das Frühstück geht also nicht fließend in das Mittagessen über: Wir essen dazwischen nichts. Gar nichts.

Naschen ist wie schlurfen: Es bremst dich. Und da viele Getränke wie Eistee, Saft und Apfelschorle reichlich Kalorien in Form von Zucker enthalten, verzichten wir auch darauf. Respektiere jede Mahlzeit und trinke dazwischen reichlich Wasser oder ungesüßten Tee. Oder Kaffee in Maßen, jedoch ohne Zucker und Milch.

Du magst Kaffee nicht schwarz? Dann ist das eine exzellente Gelegenheit, ihn entweder aufzugeben oder dich mit der wunderbaren Welt wirklich guten Kaffees auseinanderzusetzen. Vertrau mir: Jeder kann Kaffee schwarz genießen, wenn er erst einmal einen guten bekommt.

Deine Aufgabe: Setze dir einen festen Termin für jede Mahlzeit. Du musst nicht die genaue Uhrzeit in Stein meißeln. Das geht im Alltag oft nicht und würde nur zu Stress führen. Aber verdeutliche dir das Zeitfenster. Du könntest dein Frühstück auf ungefähr 7:30 Uhr legen und dir vornehmen, es innerhalb von dreißig Minuten abzuschließen. Danach ist das Frühstück vorbei und du isst nichts mehr bis zum Mittagessen. Noch einmal: Die genaue Uhrzeit ist egal. Wichtig ist die Struktur mit Anfang und Ende jeder Mahlzeit.

Was J.R.R. Tolkien als Charakterzug der Hobbits mit täglich einem halben Dutzend Mahlzeiten und Snacks zwischendurch beschreibt, mag sympathisch klingen – wer genießt nicht gern? In unserer Welt ist das jedoch kein gesundes Essverhalten.

Notiere nun hier die Tagesstruktur deiner Mahlzeiten. Schreibe auf, wann du ungefähr essen wirst. Schreibe auch die Zeiträume auf, in denen du nichts isst. Das ist wichtig.

_____

_____

_____

_____

_____

_____

_____

_____

_____

_____

ZUCKER MACHT FETT — UND HUNGRIG

Ungefähr hundert Meter von meinem Elternhaus entfernt begann früher ein Neubaugebiet. Weite Flächen dort waren nur moorige Erde, eine Art Dauermatsch. Für uns Kinder war das großartig, weil man da mit Gummistiefeln tolle Abenteuer erleben konnte. Bis sich ein Stiefel im Moor so festsaugt, dass man ihn verliert. Das bremst gewaltig. Heute steht das Haus unseres ehemaligen Bürgermeisters dort, wo ich meinen Stiefel verloren habe. Der Stiefel blieb stecken und ist heute noch da, wo er vor 35 Jahren war.

Mit den Füßen tief im Matsch kommt man nämlich nicht gut voran. Das ist beim Abnehmen auch so. Was ist dieser Matsch, der uns festhält und uns am Abnehmen hindert? Ein großer Teil davon ist Zucker. Zucker in der unschuldig-weißen Kristallform aus der Packung. Aber auch der Zucker in Süßigkeiten, Kuchen und Desserts, in Säften, Schorle und Eistee und in allerlei Soßen und Fertiggerichten, in denen man ihn nicht erwartet.

Zucker gehört zu den Kohlenhydraten. Er saust als Blutzucker durch unseren Körper und dient als Energiequelle. Du hast bestimmt schon vom Unterzucker gehört, den viele Menschen als Ausrede zum Vernichten einer Tafel Schokolade erwähnen.

Vom Überzuckern spricht niemand – dabei wäre das viel häufiger angebracht. Allerdings schützt unser Körper uns davor. Das muss er, sonst sterben wir. Wirklich wahr. Der Blutzucker ist ein empfindliches Gleichgewicht unter ständiger Kontrolle unseres Hormonsystems.

Was geschieht also, wenn wir zu viel Zucker essen und der Blutzucker steigt? Nachdem er die Zuckerspeicher in Muskeln und Leber bis zum Rand gefüllt hat, baut unser Körper den Zucker um in Fettgewebe und lagert ihn so für später ein. Aufgepasst: Gleichzeitig bremst der Körper den Abbau von Körperfett. Noch einmal: Wer viel Zucker oder andere Kohlenhydrate wie Brot, Nudeln oder Pizza isst oder Softdrinks und Säfte trinkt, wirft seinem Abnehmvorhaben einen Knüppel zwischen die Beine. Oder tritt in Treibsand. Oder Matsch. Deswegen meine Einleitung für diesen Schritt.

Zucker macht also fett. Oder genauer: Zu viel Zucker macht fett. Und dieses *zu viel* beginnt erheblich früher, als die meisten Menschen glauben. Du kannst ganz ohne Zucker im Essen auskommen und der Verzicht auf jeden Löffel hilft beim Abnehmen. Je mehr Zucker du aus deiner Ernährung entfernst, desto schneller nimmst du ab. Entgegen der verbreiteten Annahme musst du keinen Zucker essen, um zu überleben. Richtig ist, dass dein Gehirn Zucker zum Überleben benötigt. Diesen Zucker nennt man im Blut: Glucose. Und weil Glucose so wichtig ist, hat die Natur uns wie allen anderen Lebewesen einen Mechanismus mitgegeben, mit dem wir Glucose selbst bilden können auf der Grundlage von Protein. Proteine sind Eiweiße. Dazu kommen wir ein paar Seiten weiter. Gluconeogenese heißt dieser Mechanismus. Das Wort kannst du allerdings direkt wieder vergessen. Deswegen kann jedenfalls ein gesunder Mensch kaum unterzuckern. Es wäre zwar eine schöne Ausrede für das Futtern von Süßkram, aber es ist nicht nötig.

Musst du zum Abnehmen Zucker und Süßkram ganz aufgeben? Es wäre zwar von Vorteil, aber ganz aufgeben musst du ihn nicht. Das ist wie mit meinem Stiefel im Matsch: Wenn ein Bisschen Erde am Schuh klebt, ist das Wandern zwar beschwerlicher, aber man kommt voran. Wird der Matsch tiefer, verlangsamt sich das Tempo.

Überlege mal, wie oft und zu welchen Gelegenheiten du jeden Tag Zucker zu dir nimmst. Im Kaffee oder Tee? Als Marmelade auf dem Brot? In Form einer Banane? Als Müsliriegel zwischendurch oder als Eistee oder Apfelschorle?

DER SIEBENMEILENSCHRITT

Der Verzicht auf möglichst viel Zucker war auch der Beginn meines eigenen Erfolgsweges. Und in den vergangenen zehn Jahren hat sich dieser Schritt immer wieder als einer der drei wichtigsten Schachzüge mit der größten Wirkung beim Abnehmen herausgestellt. Wie funktioniert das genau? Warum macht Zucker fett?

Wenn wir Süßkram oder stärkehaltige Lebensmittel essen, landet der enthaltene Zucker als Glucose im Blut. Das ist praktisch, denn unser Körper kann Glucose als Energiequelle nutzen, zum Beispiel als Treibstoff für unsere Muskeln. Allerdings kann es auch zu viel des Guten werden: Wenn unser Blutzuckerspiegel zu hoch steigt, ist das giftig für unseren Körper und es kann mit dem Tod enden. Damit das nicht passiert, arbeitet unser Hormonsystem unermüdlich an einem ausgeglichenen

Blutzuckerspiegel. Die Hauptrolle spielt dabei das Hormon Insulin.

Wenn zu viel Zucker im Blutkreislauf kursiert, öffnet Insulin die Türen zu den Depots in Muskeln und Leber. Doch wenn diese Depots voll sind und sich noch immer zu viel Zucker im Blut tummelt, öffnen sich auch die Türen zum Fettgewebe. Allerdings nur in eine Richtung: Insulin bremst nämlich zugleich den Abbau von Körperfett – schließlich kurvt zu diesem Zeitpunkt schon mehr als genug Energie durch den Körper. Und dann werden wir dicker. Insulin rettet unser Leben, indem es uns fett macht – wenn wir zu viel Süßkram essen. Oder zu viel Stärke in Form von Mehl, Brot, Kartoffeln, Nudeln oder Kuchen, aber dazu mehr im nächsten Schritt.

Wie viel ist zu viel Zucker? Das hängt ab von deiner körperlichen Aktivität. Wer sich viel bewegt, verbraucht mehr Glucose und kann in der Folge mehr Zuckerkram essen, ohne fett zu werden. Allgemein kann man sagen: In den westlichen Industrienationen essen wir ziemlich viel Zucker. Meistens erheblich mehr als wir verarbeiten können. Denn meist bewegen wir uns viel weniger als nötig. Und Zucker steckt auch in vielen Produkten, in denen man ihn nicht vermuten würde: Fertiggerichte, Soßen, Wurstwaren.

Wenn du dein Insulin zu besonders drastischem Handeln zwingst, etwa indem du sehr viele Kohlenhydrate in kurzer Zeit isst, dann kann es beim Wiederherstellen des Gleichgewichts daneben schießen: Die Folge: Ein zu geringer Blutzuckerspiegel. Und was macht dein Körper dann? Er meldet Hunger an. Oder Heißhunger. Und dann isst du noch mehr.

Langfristig bringt dir der Zuckerüberschuss noch mehr Probleme: Dein Körper wird in Bezug auf das Insulin irgendwann schwerhörig. Dann benötigst du immer mehr Insulin, um deinen Blutzuckerspiegel zu kontrollieren. Das nennt man Insulinresistenz und darauf folgt irgendwann Diabetes, begleitet von einem erhöhten Risiko für Krebserkrankungen, Herz-Gefäß-erkrankungen und andere hässliche Gesundheitsbeschwerden.

Richtig perfide an dem vielen Zucker ist auch, dass der hohe Insulinspiegel natürlich auch das Freisetzen des im Körper gespeicherten Zuckers blockiert. Klar, der Blutzucker soll ja nicht steigen. Allerdings hast du auf diese Energie dann auch keinen Zugriff. Deswegen ist man nach einer stärkereichen Mahlzeit oft so träge.

Du siehst: Auf deinem Weg zum Ziel ist es absolut von Nutzen, wenn du wenig Zuckerkram isst.

Kohlenhydrat(e) ist ein anderes Wort für Zucker. Wenn du eine Zahl zur Orientierung wissen möchtest: Versuche, täglich nicht mehr als 100 Gramm Kohlenhydrate zu essen – das entspricht ungefähr zwei bis drei Scheiben Brot mit Marmelade.

BROT MACHT FETT. NUDELN AUCH.

»Bread makes you fat.«

– RAMONA FLOWERS

Im vorigen Schritt ging es darum, wie Zucker fett macht. Der gleiche Mechanismus trifft im Grunde auf alle Kohlenhydrate zu. Kohlenhydrate im Essen begegnen dir meist in Form von Stärke. Das bedeutet: Nicht nur Kuchen, sondern auch Brot und Nudeln, Kartoffeln und Erbsen erhöhen den Blutzuckerspiegel und können deinen Insulinhaushalt aus dem Gleichgewicht bringen. Das gilt ebenso für alle Getreidesorten: Weizen, Mais, Reis und so weiter.

Morgens Brot, zum Mittagessen Nudeln und am Abend Kartoffeln: Das sind jede Menge Kohlenhydrate, die der Körper durch die Verdauung umwandelt in Glucose. So erhöht sich die Zuckermenge im Blut. Das geschieht bei einigen dieser Lebensmittel nicht ganz so schnell wie bei reinem Zucker, doch für viele Menschen genügt das bereits als Ursache fürs Übergewicht.

Natürlich ist auch das eine Frage der Menge. Wieviel Brot ist zu viel? Die Antwort ist abermals: Es kommt darauf an. Je nach Art und Größe wiegt eine Scheibe Brot ungefähr 50 bis 60 Gramm, davon sind rund die Hälfte Kohlenhydrate. Vier Scheiben Brot summieren sich also bereits zu 100 Gramm Kohlenhydraten. Wie viel bewegst du dich? Und wie alt bist du? Als Kind und Jugendlicher verfügt man über einen anderen Stoffwechsel als zwanzig Jahre später – und in der Regel bewegen sich Kinder auch mehr.

Auch bei diesem Schritt möchte ich es dir leicht machen: Sei dir einfach bewusst, dass Brot, Nudeln und Kartoffeln deinem Abnehmvorhaben im Weg stehen. Es ist daher wichtig, dir Alternativen zu suchen.

Die Angst vor Kohlenhydraten

Bei diesem Schritt ist mir das passiert, was auch viele andere auf dieser Reise durchlebt haben: Ich hatte mit dem Verzicht auf Kohlenhydrate riesigen Erfolg, und habe viel und schnell abgenommen und war begeistert, endlich schlanker zu sein. Dadurch angespornt habe ich auf immer noch mehr Kohlenhydrate verzichtet. Denn ich wollte auf gar keinen Fall wieder zunehmen.

Aus dem Verzicht wurde Scheu. Die Psyche kann daraus eine Art Ablehnung bilden. Bei manchen Menschen geht das in Hysterie über. So weit ging es bei mir zum Glück nicht, doch mein Verhältnis zu Kohlenhydraten war ein, zwei Jahre voller Spannung. Das hat sich erst gelegt nachdem ich erlebt habe, wie einfach ich jederzeit wieder abnehmen kann, wenn ich doch mal wieder zugelegt habe.

Ein totaler Verzicht auf Kohlenhydrate ist möglich, jedoch nicht nötig, wenn man abnehmen oder schlank bleiben möchte. Auf meinem Weg habe ich gelernt, dass ich auch täglich ein Stück Kuchen essen kann, ohne dass es mir schadet – sofern ich die übrigen Schritte meines Weges beachte.

Wenn du abnehmen möchtest, sind dieser und der vorige Schritt – das Wissen, dass Kohlenhydrate dem Abnehmen im Weg stehen – deine zwei größten Helfer.

Notiere nun an dieser Stelle, auf welche Kohlenhydrate oder Zuckerquellen du gerne verzichten kannst. Muss das tägliche Marmeladenbrot wirklich sein? Schmeckt der Tee nicht auch ohne Zucker? Kann man sich die Schoko- oder Müsliriegel nicht verkneifen? Würde eine Portion Blumenkohl, Brokkoli oder geschmorte Möhren anstelle der Nudeln nicht auch schmecken?

_____

_____

_____

_____

PROTEIN MACHT SATT

Proteine sind Eiweiße. Während Kohlenhydrate und Fett überwiegend als Energiequellen und teils als Baustoffe dienen, stellen Proteine die Bestandteile für die kleinen Maschinen in deinem Körper zur Verfügung, darunter Enzyme und Hormone. Maschinen, die in und zwischen deinen Körperzellen arbeiten und dich am Leben halten. Auch Muskeln bestehen überwiegend aus Protein.

Protein ist wichtig. Lebenswichtig. Wir müssen es essen, wenn wir langfristig überleben wollen. Enthalten ist Protein unter anderem in Fisch und Fleisch, Eiern und Milchprodukten. Tierische Lebensmittel enthalten überwiegend Eiweiße und mehr oder weniger Fett. Sie dienen uns als Quelle für Protein. Auch einige pflanzliche Lebensmittel enthalten Protein in nennenswerten Mengen. Allen voran Hülsenfrüchte wie Bohnen oder Linsen. Oder Nüsse. Auch Kartoffeln liefern etwas Protein und Getreidesorten ebenfalls. Doch diese pflanzlichen Lebensmittel enthalten meist auch Stärke, also Kohlenhydrate, und deswegen rate ich zur Achtsamkeit beim Verzehr – siehe die vorigen beiden Schritte zum Thema Kohlenhydrate und Zucker. Wenn es gar nicht anders geht, würde ich zum Zweck der Proteinversorgung stets weiße Bohnen den Linsen und gerade den Kartoffeln vorziehen.

Besonders dient Protein beim Abnehmen, weil es sättigt: Wenn du Eiweiße isst, wirst du schneller satt und dein Körper setzt das Hormon Glukagon frei, welches die Freisetzung der im Körper gespeicherten

Energie (in Form von Glykogen) anregt. Das musst du dir aber nicht merken. Wichtig ist, dass du dich zu jeder Mahlzeit mit ausreichend Protein versorgst. Was bedeutet das?

Frauen sollten pro Kilogramm Körpergewicht jeden Tag 1 Gramm Protein essen und Männer 1,2 Gramm. Das sind Richtwerte (für Sportler gelten oft andere Zahlen, aber die wissen das in der Regel) und man kippt nicht tot um, wenn man das mal nicht einhält oder zwei Tage nicht genug Protein isst. Doch im Mittel sollte man sich danach richten. Diese Zahlen sind kaum greifbar, deswegen übersetzen wir sie jetzt in die Wirklichkeit der Lebensmittel:

Ein normalgroßes Hühnerei enthält ungefähr sieben Gramm Protein. Ein 70-kg-Mann sollte jeden Tag 70 * 1,2 Gramm = 84 Gramm Protein essen. Das ist die Menge, die in zwölf Hühnereiern Steckt.

Das sind dir zu viele Eier? Dann wähle eine andere Proteinquelle: 100 Gramm Fleisch enthalten ungefähr 26 Gramm Protein (das hängt unter anderem ab von der Tierart und Fütterung). Ein 200-Gramm-Steak enthält demnach 52 Gramm Protein. Dann fehlen nur noch 32 Gramm Protein. Die bekommst du durch vier bis fünf Eier oder durch 100 Gramm weiße Bohnen (Trockenzustand) und zwei Eier. Den Proteingehalt eines Lebensmittels kannst du auf der Verpackung ablesen, sofern es eine gibt.

Mach deine Proteinversorgung zum Ausgangspunkt deiner Mahlzeiten. Das bedeutet nicht, dass ein Stück Fleisch das größte Lebensmittel auf dem Teller sein muss, um das sich alles dreht. Wenn du magst, kannst du der Gemüseliebe so frönen wie ich und das Grünzeug im Kubikmeter essen. Doch Protein ist für deine Gesundheit und dein Abnehmvorhaben unabdingbar.

Nutze nun den folgenden Raum zum Ausrechnen deines Proteinbedarfs, die Beispielrechnung findest du weiter oben. Überlege dann, welche Proteinquellen für dich in Frage kommen: Eier, Fisch, Fleisch, Bohnen usw. Schau dir den Proteingehalt dieser Lebensmittel an. Zahlen dazu findest du in den Nährwertabellen auf den Produktverpackungen oder mit einer Suche im Internet. Mach dir ein Bild davon, wieviel von diesen Lebensmitteln du zu dir nehmen müsstest und überlege dann, wie deine Mahlzeiten aussehen könnten. Ein Omelette zum Frühstück oder lieber ein paar gekochte Eier?

Protein zum Frühstück?

Das Frühstück besteht für viele Deutsche aus Brot mit Marmelade oder Getreideflocken mit Zucker. Kohlenhydrate so weit das Auge reicht und kein Protein in Sicht. Wenn mal eine Scheibe Wurst auf der Stulle landet, wirkt das Verhältnis eher wie Homöopathie. Die Lösung? Entweder die Wurstscheibe viel dicker oder das Brot viel dünner schneiden.

Oder man könnte (meiner Erfahrung nach wirksamer) ganz umdenken und einen vorsichtigen Blick nach England wagen. Aber nur einen ganz kurzen Blick. Was landet dort häufiger morgens auf dem Teller? Würstchen, Rührei und Speck: Es ist häufig ein warmes Frühstück mit reichlich Protein. Schließen wir schnell wieder die Augen und wenden uns ab von einer insgesamt leider eher ungünstigen Ernährung, aber behalten wir im Kopf: Man kann zum Frühstück natürlich auch warm essen. Omelette, gekochte Eier, Bratenaufschnitt (warm oder kalt) oder Räucherlachs sind tolle Optionen für die Proteinversorgung.

Was auf meinem Teller landet? Ein Omelette und etwas geräucherter Fisch, dazu gebratene Zwiebeln mit Champignons. Ein oder zwei Möhren und, wenn der Garten es hergibt, ein wenig Rucola und eine Handvoll Heidelbeeren. Allerdings erzähle ich damit nicht die ganze Wahrheit über mein Frühstück. Denn ich befolge eine einfache Methode, die eine gesunde und genussvolle Ernährung deutlich erleichtert. Dazu kommen wir auf den folgenden Seiten.

KURZZEITFASTEN

Kurzzeitfasten hat viele Bereiche meines Lebens bereichert und mein Verhältnis zum Essen umfassend verbessert. Was das konkret heißt? Leichtigkeit: Das Essen bereitet mir mehr Freude, ich muss mir weniger Gedanken darüber machen, habe eine größere Auswahl. Mein Alltag fließt besser.

Wenn mich jemand nach dem Geheimnis meiner Gesundheit und Zufriedenheit mit dem Essen fragt, lautet meine Antwort fast immer beinahe: Kurzzeitfasten. Warum beinahe? Ich glaube, das Kurzzeitfasten ist ein Werkzeug mit großer Wirkung für jeden. Doch wendet man es isoliert an, losgelöst von der übrigen Sichtweise auf das Essen, bleibt es eine bloße Mechanik, die bei aller Zuverlässigkeit nur einen Bruchteil ihrer Wirkung entfaltet. Als ließe man sich neue Fenster einbauen und schaute dann ewig durch die noch darauf klebende Schutzfolie voller Schmutz und Kratzer. Das ist so, weil alles im Leben sich auf alles auswirkt. Man kann niemals ein einzelnes Element losgelöst beurteilen.

Kurzzeitfasten hilft unter anderem beim Abnehmen, weil es deinen Stoffwechsel konditioniert. Das lehrt deinen Körper einen besseren Umgang mit Energie und dient deiner Gesundheit.

Diesen Schritt kannst du dir vorstellen wie den Satz über einen schmalen Graben der eiskaltes Wasser mit sich reißt: Du benötigst dafür deine volle Aufmerksamkeit und etwas Spannung, damit du keine nassen Füße bekommst oder gar vollständig im Wasser landest. Dafür ist der Fortschritt gewaltig. Und wie in jedem mittelmäßigen Film, in dem der Held einen Fluss kreuzt und so die Hunde der Verfolger abschüttelt, lässt auch du mit diesem Schritt viele Probleme hinter dir.

Das Kurzzeitfasten beantwortet gleich mehrere Fragen: Was, wann und wie oft soll ich essen? Die Antwort lautet: Iss jeden Tag nur innerhalb eines sieben-Stunden-Zeitfensters. Iss, wenn du Hunger hast und bis du satt bist. Iss genug, damit du die übrigen 17 Stunden gut versorgt bist. Das ist kein Nebensatz: Beim Kurzzeitfasten geht es nicht um Hungern. Du musst dich weiter mit der nötigen Energie versorgen. Wenn du bislang täglich drei Mahlzeiten gegessen hast und nun auf zwei reduzierst, müssen diese wahrscheinlich größer ausfallen.

Es gibt im Wesentlichen zwei Wege zur Umsetzung: Du lässt entweder das Frühstück ausfallen und isst zum Beispiel erst um 11 Uhr deine erste Mahlzeit und dann um 18 Uhr dein Abendessen. Dazwischen, von 18 Uhr bis 11 Uhr am nächsten Tag, isst du nichts. Du fastest. In dieser Zeit trinkst du Wasser, Tee oder Kaffee ohne Zucker und ohne Milch. Also keine Kalorien.

Beim zweiten Weg würdest du anstelle des Frühstücks das Abendessen ausfallen lassen. Zum Beispiel um 7 Uhr frühstücken und um 14 Uhr mittagessen und dann fasten bis zum nächsten Morgen. Diesen zweiten Weg halte ich für schwieriger und weniger nützlich.

Erstens wirst du die letzten Fastenstunden in der Nacht erleben, wo sie dir unter Umständen den Schlaf rauben oder die Schlafqualität mindern. Zweitens wirst du eine der angenehmen Nebenwirkungen des Kurzzeitfastens, eine erhöhte Sinneswahrnehmung und Konzentrationsfähigkeit, einfach verschlafen. Aber wenn du diesen Rhythmus vorziehst: Nur zu, man muss ja nicht immer alle Vorteile nutzen. Es muss allein für dich funktionieren.

Der Übergang zum Kurzzeitfasten erfordert deine Konzentration: Dein Körper muss sich daran gewöhnen. Wenn du von heute auf morgen das Frühstück ausfallen lässt, wirst du natürlich Hunger verspüren – schon aus Gewohnheit. In den ersten Tagen muss man da durch. Man gewöhnt sich schnell daran. Der Lohn ist es wert, zumal das Essen stets besser schmeckt, wenn man Hunger hat.

Kurzzeitfasten kann also eine häufige Frage beantworten: Was soll ich zum Frühstück essen, wenn keine Frühstücksflocken oder Brot? Nichts.

Wenn du diesen Weg gehen möchtest, überlege dir nun, wie du das Kurzzeitfasten in deinen Alltag einbaust. Such dir einen geeigneten Zeitpunkt zum

Einstieg. Vielleicht in einem Kurzurlaub oder vor einem Wochenende. Und fang am Vortag an: Iss vor deinem ersten Fastenabschnitt eine deutlich größere Mahlzeit, damit du mit reichlich Energie versorgt bist und der Gewohnheitshunger dich nicht so hart trifft.

»Aber drei Mahlzeiten am Tag sind doch normal und wichtig« meinst du? Drei Mahlzeiten am Tag mögen weit verbreitet sein, doch dieser Rhythmus hat für unsere Biologie keine besondere Bedeutung. Unsere Vorfahren lebten nicht in einer Welt mit Kühlschränken und Speisekammern, sondern sie mussten um ihr Essen kämpfen, es suchen, ausbuddeln, jagen und erlegen. In so einer Welt gibt es gar keine regelmäßigen Mahlzeiten. Nur weil das früher so war, müssen wir heute nicht auch so leben. Doch es genügt als Beweis dafür, dass wir auch ohne drei tägliche Mahlzeiten leben und gedeihen können. Tatsächlich spricht aus biologischer Sicht vieles für das Kurzzeitfasten.

EIN HAUFEN GEMÜSE – DER
HEISSHUNGERKILLER

Ich verrate dir jetzt kein Geheimnis: Gemüse ist gesund. Dieser Schritt ist logisch und während wir gerade gemütlich nebeneinander wandern, rufe ich einfach noch ein paar gute Argumente für Gemüse in Erinnerung.

Gemüse ist dein Freund in der Ernährung. Es bietet Genuss und Vielfalt, Aromen und Nährstoffe. Wenn du auf deinem Weg Zucker, Brot und Nudeln zurückgelassen oder zumindest reduziert hast, hilft der Blick auf die vielen bunten Gemüsesorten, die dich weiterhin begleiten. Meine Empfehlung: Iss haufenweise Gemüse. Fülle zwei Drittel deines Tellers mit Gemüse. Gemüse muss man kauen. Der Anblick des Gemüsebergs, die Kaubewegung, die vielen durch Nährstoffe verursachten Gerüche und Aromen: All das sind Signale an deinen Körper, die bei der Einschätzung des Stoffwechsels und Hungergefühls helfen. Schlägt man sich den Bauch voll mit Gemüse, bleibt außerdem nicht mehr so viel Platz für weniger günstige Lebensmittel wie Nudeln oder Brot. Das nimmt einem die Entscheidung ab.

Wenn du dich von vielfältigem Gemüse ernährst, schützt dich das auch vor vielen Heißhunger-Attacken. Denn ein solcher bewaffneter Überfall deines Hungergefühls ist oft die Folge eines Mangels ganz bestimmter Nährstoffe. Versorgst du dich durch allerlei Gemüse mit reichlich Nährstoffen, kannst du dem vorbeugen.

Mach dich vertraut mit der Gemüsevielfalt und den Zubereitungsmethoden. In meinem Buch *Einfach kochen* beschreibe ich viele unterschiedliche Weisen, auf die man Gemüse zubereiten kann. Denk darüber nach, was dir schmeckt und notiere es hier. Gebratene Champignons? Gebackenes Wurzelgemüse? Kürbissuppe? Geschmorte Möhren? Brokkoli? Tomaten? Rotkohl? Frische Rote Bete? Kohlrabi?

_____

_____

_____

_____

VERGISS KALORIEN

Mit diesem Schritt gibst du dem Reduktionismus der Wissenschaft einen Tritt in den Hintern und stärkst zugleich deine Intuition.

Wer mehr Kalorien zu sich nimmt, als er verbraucht, nimmt zu. Kennst du die Nummer? Ist Kokolores. Die Kalorienbilanz klingt plausibel, ergibt aber keinen Sinn. Denn wir Menschen sind keine einfachen Rechenmaschinen. Die Kalorienbilanz ist abhängig von deinem Kalorienbedarf. Wer dir vorrechnet: »Wenn dein Tagesbedarf 2.000 kcal beträgt und du nimmst durch dein Essen 2.200 kcal zu dir, dann nimmst du um 200 kcal zu – das sind rund 22 Gramm Fett«, der verschweigt dir, dass dein Tagesbedarf variabel ist. Das hast du dir gewiss gedacht: Wenn man sich an einem Tag mal mehr bewegt, verbraucht man auch mehr Energie. Woran du vielleicht nicht gedacht hast: Dein Energieverbrauch steigt auch dann, wenn du mehr isst. Und was du vielleicht mal erlebt, aber nicht so gefolgert hast: Wenn du zu wenig isst, sinkt auch dein Kalorienverbrauch. Dann wirst du leicht reizbar, frierst, bist schlapp oder fühlst dich niedergeschlagen. Dein Körper ist nämlich nicht dumm. Wenn er zu wenig Energie bekommt, dann merkt er das. Und dreht die Heizung kleiner, gibt deinen Muskeln weniger Saft und vernebelt dein Gehirn. Kurz: Dein Körper spart Energie. Isst du hingegen mehr als dein Körper braucht, speichert er nicht unbedingt die gesamte Energie. Sondern er verteilt sie großzügig: Dir wird wärmer, du verspürst den Drang zu mehr Bewegung oder du lässt nachts ein Bein unter der Decke hervorschauen, weil dir viel zu warm ist.

Dein Kalorienbedarf unterliegt starken Schwankungen und hängt direkt ab von der Kalorienzufuhr. Deswegen kann dein Gehirn mit den Gesetzen der Thermodynamik so viel argumentieren, wie es will: Energie geht tatsächlich nicht verloren. Aber die Gleichung der Kalorienbilanz ist nicht lösbar, weil sie zu viele Variablen enthält.

Natürlich kannst du abnehmen, indem du weniger isst (solange du nicht viel zu wenig isst). Und natürlich kannst du zunehmen, wenn du zu viel isst. Doch du erreichst mit einem Blick auf die Art und Güte deiner Lebensmittel (siehe deine ersten Schritte: Lieber Protein anstelle von Zucker) erheblich mehr, als mit einem Taschenrechner nebst Kalorientagebuch. Zumal die Qualität deiner Lebensmittel auch dein Sättigungsgefühl beeinflusst. Schau in die Natur: Du wirst in freier Wildbahn kaum Tiere finden, die an Übergewicht erkranken. Wenn sich ein Tier (oder Mensch) artgerecht ernährt, dann reguliert auch das Sättigungsgefühl die Energieaufnahme. Eine Ernährung mit viel Zucker führt zu einem wilden Auf und Ab des Blutzuckers mit entsprechend häufigem Hunger.

Wenn du Kalorien keine Beachtung mehr schenkst, umgehst du auch eine garstige Falle am Dschungelboden: Kalorien als Moral. Vergangene Generationen haben es geschafft, kalorienreiche Lebensmittel als Sünden im Bewusstsein zu verankern. Wer Kalorienbomben isst, ist unartig und das Sparen von Kalorien ist eine Tugend. Großartig. Kalorienmoral ist ein erstklassiger Weg in die Essstörung. Spar dir das. Deine Wahl der Lebensmittel erhebt dich weder in den Himmel, noch katapultiert sie dich ins Fegefeuer. Lebensmittel sind nicht gut oder böse. Es gibt nur Lebensmittel.

MILCH MACHT FETT. UND PICKEL. OFT.

Zehn Jahre waren vergangen. Eine lange Zeit, in der ich jeden Tag auf meine Ernährung geachtet habe. Es ging mir damit gut. Doch etwas wurmte mich. Da war noch so ein kleines Polster am Bauch. Es hat mich nicht gestört. Der Mensch hat halt Dellen und Kanten. Was mich antrieb war eher Neugier: Warum ist das Polster genau da und wie kann es sich so hartnäckig halten, wenn ich schon wirklich alles im Bereich der Ernährung ausprobiert habe? Ich wusste: Viele andere stehen vor dem gleichen Rätsel. Und zwar auch Menschen, die erheblich mehr und intensiver Sport treiben als ich. Aber hatte ich wirklich alles ausprobiert?

Zehn Jahre waren auch vergangen, seit ich mich mit der wissenschaftlichen Literatur zum Milchkonsum und dessen möglichen Folgen für den Menschen beschäftigt hatte. Dort hatte ich erfahren: Es gibt einfach erklärbare Gründe, wie und warum Milch vielen Menschen Symptome verursacht wie Pickel, Trägheit, Verstopfung, Unwohlsein, Magenschmerzen oder Fettleibigkeit. Mir hat die Milch allerdings nie solche Probleme bereitet.

Dachte ich.

Heute weiß ich: Das Polster an meinem Bauch ist – pardon: war eine Wassereinlagerung. Die verschwindet, sobald ich keine Milchprodukte (Ausnahme: Butter) mehr esse. Und sie kommt sofort zurück, wenn ich zwei Löffel Sahne esse. Mit dem Energiegehalt hat das nichts zu tun. Es ist eine Reaktion, die mein Körper und viele andere auf Milch zeigen.

Zwar hatte ich immer wieder längere Zeit auf Milch verzichtet. Aber erst nach diesen zehn Jahren meiner eigenen Ernährungsreise hatte ich wohl alle anderen Voraussetzungen erfüllt, damit sich ein Unterschied von so großer Deutlichkeit zeigt. Ich entschied also: Nie wieder Milchprodukte (außer Butter) für mich. Die Folge war eine große Verbesserung der Lebensqualität – und des Genusses. Glaube mir, ich liebe einen guten Käse und jede Reise nach Frankreich bringt mich wieder zum Seufzen. Doch ich blicke nach vorne: Mein Gewinn ist eine bessere Reaktion meines Körpers auf andere Lebensmittel. Und Genussmittel! Seit ich keine Milchprodukte mehr esse, kann ich ein Stück Kuchen erheblich besser wegstecken als zuvor. Das muss zwar kein Teil einer besonders gesundheitsdienlichen Ernährung sein, doch Genuss ist Teil eines gepflegten Essverhaltens. Für mich ist dieser Schritt mit einem Speiseplan reich an Gemüse eine Bereicherung ohne Vergleich.

Milch ist dazu da, kleine Säugetiere groß zu machen. Da wundert es kaum, wenn manche Säugetiere durch Milch zu groß werden.

Schau mal, wo und wann in deinem bisherigen Speiseplan Milchprodukte vorkommen und überlege, ob du darauf verzichten magst. Oder mache eine Bestandsaufnahme, ob du unter Trägheit, Verdauungsschwierigkeiten, Blähungen, Unwohlsein oder Hautproblemen wie Akne leidest. Milchprodukte sind oft die Ursache solcher Symptome.

Rast

Zieh die Schuhe aus, wir machen Pause. Genieße den Ausblick. Schau zurück auf das Wegstück, das wir bereits geschafft haben. Du hast den Sumpf hinter dir gelassen. Diese wenigen Schritte sind wirklich die wirksamsten Werkzeuge zum Abnehmen. Im Grunde genügt das.

Wenn du durch einen Sumpf watest, bewegst du dich anders als auf steinigem Gelände oder auf einer Wiese. Die Unterschiede in der Bodenbeschaffenheit fordern deine Motorik und Muskeln stets aufs Neue heraus. Indem du verschiedene Gangarten lernst, gewinnst du die Fähigkeit, vielfältige Herausforderungen zu meistern. Jeder in diesem Buch beschriebene Schritt ist eine Herangehensweise auf ein anderes Hindernis. Lernst du einen solchen Schritt, kannst du damit also jedes Hindernis dieser Art überwinden. So wie ein Kind das Gehen auf Strandsand lernt und dann auf jedem Sandboden klarkommt.

Die vergangenen Schritte wirst du also immer und immer wieder gehen. Wiederholung verankert diese Handlungsweisen in deinem Körper, bis sie so automatisch erfolgen wie die Bewegungsabläufe beim Hinsetzen auf eine Couch, einen Holzstuhl oder einen Sitzball.

Bist du gut ausgeruht? Prima. Bestimmt erinnerst du dich an mein Versprechen, dir mehr als einen Weg zu zeigen, sondern eher eine Gangart?

Das folgt jetzt: Vielfalt, damit dir der Weg nicht so karg vorkommt und du stets den Spaß daran behältst. Andernfalls wirst du möglicherweise umkehren. Am Rand deines Weges gibt es Schönheit, Sehenswürdigkeiten und Attraktionen, die jeden Schritt belohnen. Komm, wir laufen ein Stück.

LAUFEN IST WIE ZÄHNEPUTZEN

Regelmäßige Bewegung ist wichtig und notwendig, um gesund zu bleiben. Wenn du ein Problem mit der Ernährung hast, bringt Sport noch mehr Vorteile: Endorphine, Energieverbrauch und die Tatsache, dass du etwas anderes tust, als zu essen. Doch suche dir die Aktivität, die du wirklich gerne machst und nicht die, die am meisten Fett oder Kohlenhydrate verbrennt.

»Niemals«, dachte ich immer, wenn ich jemanden joggen sah. »Niemals werde ich laufen. Das ist mir zu langweilig und sieht nach Qual aus.« Der Sport meiner Wahl war immer das Schwimmen und viele andere Bewegungen, am liebsten irgendwelche harte Gartenarbeit, deren Ergebnis ich am Tagesende sehen kann. Heute bin ich selbst der Narr, der jeden Tag läuft. 365 Tage im Jahr bei Regen, Eis, Schnee und 35 °C im Schatten. Ein Leben ohne den täglichen Lauf kann ich mir nicht vorstellen und es bereichert mich jeden Tag den ganzen Tag. Wie es zu diesem Sinneswandel kam?

Das örtliche Hallenbad war überfüllt. Da blieb einzig das Laufen, wenn ich mich fit halten wollte. Also fing ich an. 400 Meter. Dann 600. Dann ein Kilometer am Stück. Nach nur zwei Wochen konnte ich ohne Mühe drei Kilometer am Stück laufen.

Statt mir zu überlegen, an welchen Tagen und zu welcher Uhrzeit ich laufe, habe ich einfach entschieden, es jeden Tag gleich morgens nach dem Aufstehen zu machen. Dann muss ich nicht mehr darüber nachdenken. Ich habe einfach den Wecker 20 Minuten früher gestellt und dann ging es los. Mein Gewinn: Erheblich bessere Ausdauer, ein spürbar stärkeres Immunsystem (ich war nun fünf Jahre Grippe- und Erkältungsfrei) und eine geringere Empfindlichkeit gegenüber Kohlenhydraten (das heißt: ich kann einfach ein Stück Kuchen essen, wenn mir die Laune danach steht und muss deswegen keine größere Hose kaufen). Laufen ist für mich wie Zähneputzen: Eine Selbstverständlichkeit der Körperpflege.

Das tägliche Laufen ist für mich, als hätte ich auf der Wanderung zwischen zwei Bergen einfach das Tal übersprungen. Sollte ich dir deswegen empfehlen, auch jeden Tag zu laufen? Jeder Mensch ist anders, richtig?

Stimmt. Doch das Laufen ist eine Grundfunktion des Menschen. Zu sagen, nicht jeder Mensch müsse laufen können ist, als würde man behaupten, es müsse nicht jeder ohne Hilfe von einem Stuhl aufstehen können (schwere Erkrankungen mal ausgenommen).

Ich denke, wenn du anstelle des Laufens jeden Tag schwimmen gehst oder zwanzig Minuten ohne Unterbrechung Holz hackst, dann ist das ein guter Ersatz. Das Laufen hat allerdings den großen Vorteil, dass es die mit Abstand geringste Schwelle zum Einstieg hat: Du brauchst dafür kein Schwimmbad, keinen See, keinen Hackklotz, keine Baumstämme, kein Fitnesscenter. Du kannst einfach vor die Tür gehen und laufen. Zu jeder Tageszeit. Es ist mit wenig Aufwand verbunden, du musst nirgendwo hinfahren, dich nicht abtrocknen oder auf andere Menschen warten. Einfach raus vor die Tür und die Zeit nur für dich genießen.

Der Lohn ist eine bessere Kondition und höhere Widerstandsfähigkeit gegen Erkrankungen des Körpers (darunter Übergewicht) und des Geistes.

Fang jetzt an. Mach einen strammen Spaziergang.

LERNE KOCHEN

»Der Schöpfer zwingt den Menschen zum Essen, um zu leben, verführt ihn mittels Appetit und belohnt ihn durch Genuss.«

– Jean Anthelme Brillat-Savarin

Die meisten Menschen essen viel besser, wenn sie überwiegend Selbstgekochtes essen. Das gelingt allerdings nur wenn man mehr kann, als nur Kuchen backen. Dein Ziel oder Ideal könnte sein: nur das essen, was du oder deine Familie selbst gekocht haben.

Zwar erfreuen sich die meisten Menschen am Genuss, doch viele empfinden das Essen insgesamt als Last: Das Einkaufen und Kochen würden sie sich gerne sparen. Zum Glück gibt es Unternehmer, die Lösungen für diese Situationen anbieten: Fertiggerichte und Lebensmittel in allen Stadien der Verarbeitung, die man sich vorstellen kann: Von lediglich zugeschnitten und abgepackt bis zur Unkenntlichkeit püriert. Das wirkt auf die Kochmuffel wie eine Erlösung, hat jedoch einen Preis. Unternehmer wollen Geld verdienen. Und bei der Profitmaximierung sind der Fantasie keine Grenzen gesetzt. Die Liste möglicher Zusatzstoffe und Füllmittel muss ich nicht erwähnen, die Waffe der Wahl ist im Supermarkt der Preis. Und wenn der Preis regiert, gerät die Qualität als erstes unter die Räder. Das Bedeutet: Fertiggerichte enthalten weniger Nährstoffe und mehr Zusatzstoffe, außerdem meist mehr Fett, Zucker und Salz als eine handgemachte Mahlzeit. Das dient keiner gesunden Ernährung.

Wenn du eine bestimmte Vorstellung von guter Ernährung hast – und die hast du in jedem Fall, sofern du über Geschmacksknospen verfügst – dann ist ein von fremder Hand (oder Maschine) zubereitetes Produkt wahrscheinlich nicht das, was diese Vorstellung am besten erfüllt. Ganz gleich, wie sehr du die Tiefkühlpizza magst: Es gibt immer eine handgemachte Pizza, die noch besser schmeckt als alle anderen und nur du allein kannst sie zubereiten. Das ist so, weil du deinen Geschmack am besten kennst.

Kochst du selbst, kannst du die Zutaten der besten Qualität verwenden und sie zur Gaumenfreude für dich zubereiten. Jeden Tag, zu jeder Mahlzeit. Dabei sparst du auch noch Geld und lernst eine Menge nützlicher Fähigkeiten. Zum Beispiel, wie man nicht verhungert, wenn man auf sich selbst gestellt ist.

Das Kochen ist ein Teil des Essens. Schon beim Kochen machst du deine Sinne mit dem folgenden Essen vertraut.

Über Stock und über Steine

Wenn du änderst, was du isst, solltest du auch ändern, wie du isst. Damit meine ich nicht, was du gerade denkst. Sondern genau das Gegenteil: Die Dinge, an die du nicht denkst. Denn wie wir Essen unterliegt auch Einflüssen von außen. Deine Umgebung beeinflusst dein Essverhalten ohne, dass du es merkst. Geräusche, Farben, Gerüche und das Verhalten anderer Menschen bewirken Veränderungen in deinem Hungergefühl, deinem Appetit und in der Menge und Art der Lebensmittel, die du isst. Das sind die Fallstricke unseres komplizierten Gehirns. Auf den folgenden Seiten findest du eine Reihe kleiner Schritte zur Hygiene des Essverhaltens. Stelle sie dir vor wie einen Frühjahrsputz deiner Ernährung.

Ein einfaches Beispiel: Wenn du Schokolade im Haus hast, wirst du wahrscheinlich irgendwann der Versuchung erliegen und sie essen. Daher ist es sinnvoll, gar keinen Süßkram im Haus zu haben. Wenn du Süßigkeiten im Haus haben möchtest, sollten sie wenigstens nicht sichtbar sein, sondern am besten irgendwo hinten in der Ecke eines Schranks liegen.

Denn wir essen, was wir sehen: Aus den Augen, aus dem Sinn. Wenn ein Teller Kekse auf dem Tisch steht, greift man zu. Die einen früher, die anderen später.

LEBENSMITTEL SIND KEINE BELOHNUNG

Geburtstage, Erfolge und besondere Leistungen sind nichts, was man mit Essen belohnen sollte – schon gar nicht mit Süßigkeiten. Wer sich mit Leckereien belohnt, verknüpft sie im Kopf als etwas besonders Erstrebenswertes und erhöht sein Verlangen danach. Über eine gute Schulnote oder eine abgeschlossene Prüfung freut man sich. Isst man dazu ein Stück Schokoladentorte, wird das Gehirn die Freude über die Leistung mit dem Essen verbinden. Die Schokoladentorte gewinnt dadurch zu unrecht den Status als etwas besonders Erstrebenswertes und das erschwert es, ihr zu widerstehen.

STRUKTUR SCHAFFT ORDNUNG

Ein gesundes Verhältnis zu Lebensmitteln ist ohne strukturierte Mahlzeiten praktisch unmöglich. Egal wie viele Mahlzeiten du regulär isst: Lass keine aus. Zur Struktur gehört auch der Ort: Iss stets am Esstisch.

Nicht vor dem Fernseher, nicht am Computer oder am Schreibtisch und auch nicht im Auto oder beim Spaziergang.

Stell dir die Mahlzeit am festen Ort zur festen Zeit vor wie den Anker deines Essverhaltens.

IN DER RUHE LIEGT GESUNDHEIT

Wer ohne Besonnenheit und in Hektik das Essen in sich hineinschaufelt, isst meistens zu viel. Iss daher langsam und in Ruhe. Lehn dich zwischendurch zurück. Leg das Besteck aus der Hand. Schließ die Augen. Schmecke. Kaue. Kaue lange und viel. Kauen sättigt und es fördert die Durchblutung des Kopfes.

IN DER RUHE LIEGT ENTSPANNUNG

Schnelle und laute Musik führt dazu, dass Menschen mehr essen. So auch Ablenkungen durch zum Beispiel ein Smartphone, aber auch Aufregung und Grübelei beim Essen. Nimm dir vor dem Essen eine Minute Zeit, atme tief durch und komm erstmal am Esstisch an, lege die akuten Probleme des Arbeitstages bewusst beiseite und konzentriere dich auf das Essen.

VON DEN VORFAHREN LERNEN

Schau noch einmal in Kühlschrank und Speisekammer und überlege bei jedem Produkt: Hätte meine Urgroßmutter das in ihrer Kindheit als Lebensmittel erkannt?

MITESSER AUSWÄHLEN

Der Mensch ist ein Gemeinschaftstier und echte Freunde sind viel wert. Ein echter Freund akzeptiert, wenn du künftig mit rosaroten Schuhen herumläufst, er sagt dir, wenn dir ein Popel an der Nase hängt oder wenn du dich daneben benimmst. Und ein echter Freund akzeptiert, wenn du dich anders ernährst und er wird es auch verstehen und akzeptieren, wenn du künftig nicht mehr mit ihm zusammen isst, weil seine Essgewohnheiten ein schlechter Einfluss auf dich sind.

Unsere Mitmenschen beeinflussen unsere Ernährung. Das fängt an beim Zeitpunkt der Mahlzeit und erstreckt sich über die Wahl der Speise, die Menge, die Essgeschwindigkeit. Wenn deine Freunde allesamt bergeweise Pasta essen, dann sind sie bei deinem Abnehmvorhaben schlechte Gesellschaft. Selbst wenn sie dich nicht zum Mitmachen überreden wollen, wird die Menge auf ihren Tellern deine eigene Wahl beeinflussen.

Daran muss keine Freundschaft scheitern. Genauso wie du Harry Potter gut finden darfst obwohl dein bester Freund die Filme nicht ausstehen kann, könnt ihr auch beim Essen getrennte Wege gehen. Es fällt nicht immer leicht, diese Notwendigkeit einzusehen. Doch es dient letztlich deiner Gesundheit und deinem Wohlbefinden. Und daran ist echten Freunden gelegen.

VISUALISIERE

Wir tauchen jetzt nicht in Esoterik, Religion oder Spiritualität ein, sondern bleiben auf dem Teppich des Greifbaren und der Logik. Sicher wirst du mir zustimmen: Wenn man kein Ziel hat, kann man dort auch nicht ankommen. Dann landet man irgendwo – das muss nicht schlecht sein, befriedigt aber selten. Die Visualisierung des Ziels bedeutet, dass man sich das Ziel und den Zustand im Ziel genau vor Augen führt. Du möchtest abnehmen. Wenn das dein Ziel ist, was ist dann, wenn du es erreicht hast? Was sind die Folgen? Wie wirst du dich fühlen? Wie sieht dein Alltag aus? Wirst du leichter die Treppe heraufkommen? Was sind all die Vorteile, wenn du es geschafft hast?

Manche Menschen formulieren das als »Du musst ganz fest daran glauben, dann wird es Wirklichkeit!« Doch um Glauben geht es hier nicht und auch einfach nur ganz fest wünschen genügt nicht. Wenn du dein Ziel visualisierst, verdeutlichst du zum einen, was du genau willst. Dein Ziel wird genauer und somit kannst du es noch besser ansteuern und leichter erreichen. Zum anderen bemerkst du vielleicht Fehler in deiner Vorstellung und Dinge, die gar nicht geschehen können. Dann kannst du sie abstellen und auch das verdeutlicht dein Bild vom Ziel.

Stell dir also vor, du hättest dein Ziel schon erreicht und beobachte aufmerksam jedes Detail. Mit großer Wahrscheinlichkeit ist das Bild für dich durchweg positiv. Du freust dich darauf, es bald zu erreichen. Das motiviert dich und gibt dir neue Kraft für deinen Weg.

NICHT IN DEN TANK PINKELN

Dies ist ein hilfreiches Bild für den Umgang mit Lebensmitteln: Niemand würde in den Tank seines Autos pinkeln und erwarten, dass die Karre damit gut fährt. Urin ist kein guter Treibstoff für ein Auto.

Und doch verfahren die meisten Menschen genau so mit jenen Dingen, die sie sich in den Mund stecken: Sie stehen eine halbe Stunde an der Tankstelle und diskutieren mit ihren Kumpels, ob und warum es viel besser ist, Super zu tanken statt Normal oder E10 und dass es für den Motor das Beste ist, wenn man das teuerste Öl einfüllt. Ihr Auto waschen, wienern und warten sie und scheuen keine Kosten dafür. Und dann setzen sie sich in den Schlitten und fahren zur billigsten Frittenschleuder der Umgebung und hauen sich Cheeseburger für einen Euro das Stück in den Hals.

Dein Körper ist dein Tempel des Lebens. Pflege ihn, respektiere ihn und bring nur schöne Dinge hinein.

UNTERSCHEIDE HUNGER UND APPETIT

So definiere ich Hunger: Der Zustand, wenn man lange Zeit nichts gegessen hat und dem Körper Energie fehlt. Es ist ein Mangel. Ein unangenehmes Gefühl, das immer schlimmer wird. Echter, starker Hunger ist eine Qual und eine Gelegenheit, Demut zu erleben.

Appetit ist etwas anderes. Appetit ist viel einfacher. Dieses Gefühl bekommen wir, wenn wir etwas sehen, das wir mögen oder gerne essen würden. Appetit kann man sogar bekommen, wenn man gerade erst etwas gegessen hat. Die meisten Menschen in unserer Gesellschaft sagen »ich habe Hunger« wenn sie eigentlich nur Appetit haben. Jedoch besteht zwischen Hunger und Appetit ein wichtiger Unterschied. Wenn du Hunger hast, ist das ein guter Grund zum Essen. Das dient deinem Überleben. Isst man jedoch immer, wenn man lediglich Appetit hat, wird man meist dick. Deswegen hilft es dir, wenn du diese beiden Gefühle unterscheiden kannst.

Denn Auslöser für Appetit um uns herum gibt es viele und es werden immer mehr. Dafür sorgt die Industrie. Früher musste die Industrie hungrige Menschen satt machen. Heute muss sie satte Menschen hungrig machen. Echten Hunger kennt hierzulande kaum jemand.

Doch selbst Hunger ist nicht immer ein Grund zur Panik. Ein Tag ganz ohne Hungergefühl ist schlicht ein Tag, an dem man wahrscheinlich zu viel gegessen hat.

Gedankenkontrolle

Keine Sorge, für die folgenden Schritte benötigst du keine Superkräfte. Die folgenden Zeilen dienen eher als Hilfe zur Erinnerung an das, was du ohnehin schon weißt, aber vielleicht noch nie so betrachtet hast. Dabei geht es um Reflexion: Aufmerksamkeit beim Betrachten deiner eigenen Gedanken und Reaktionen. Das Verinnerlichen dieser Blickwinkel hilft bei guter Ernährung.

WIE SCHMECKT DEIN ESSEN?

Wir essen überwiegend das, was wir mögen. Bevor man ändern kann, was man isst, muss man ändern, was man mag. Und man wird nie neue Dinge mögen, wenn man sich keine Chance gibt, sie auszuprobieren. Wenn man etwas heute nicht mag heißt das nicht, dass man es niemals mögen wird. Und man kann sich an vieles gewöhnen und es lieben lernen. Genau so entstehen Freundschaften: Man lernt einen Fremden kennen und je häufiger man sich trifft und miteinander unterhält, desto besser lernt man sich kennen und die Zuneigung steigt.

Probleme mit dem Geschmack liegen selten beim Lebensmittel selbst. Wenn du besser essen möchtest, konzentriere dich weniger auf die Lebensmittel und mehr auf deine Reaktion auf sie. Du kannst den Geschmack Roter Bete nicht ändern, wohl aber deine Reaktion darauf.

Viele Menschen vertreten als Grundsatz die Ansicht, gesundes Essen schmecke nicht. Das Gegenteil ist jedoch der Fall: Erst ein hoher Nährstoffgehalt sorgt für intensiven Geschmack. Gesundes Essen kann köstlich sein und knusprig, erfrischend und befriedigend. Und man kann wirklich Brokkoli lieber mögen als Fritten und Sauerteigbrot lieber als Weißbrot.

DU KANNST DICH ÄNDERN

Dein Lieblingsessen ist nicht in Stein gemeißelt. Wenn Pizza mit Schokolade deine Leibspeise ist und du deswegen die Hoffnung auf ein Leben in Glück und Gesundheit mit deiner Ernährung aufgegeben hast, wisse: Du bist deinen Kindheitserinnerungen nicht ausgeliefert. Du kannst jederzeit ein neues Lieblingsessen erschaffen oder finden. Ich dachte früher, es gäbe nichts köstlicheres als Spaghetti Bolognese. Heute kann man mich kaum glücklicher machen als mit einem Teller voll gebackener Möhren, Roter Bete und Pastinaken. Und wenn du dich auf Eiscreme eingeschossen hast, kannst du mit einem kleinen Schritt beginnen: Anstelle eines Schokoladeneises könntest du Joghurt-Eis mit Obst lieben lernen. Und dann die Portion verkleinern.

Niemand ist durch seine Gene zu schlechter Ernährung verdammt. Falls du einen besonders wählerischen Geschmack hast, hat das mehr mit deiner Umwelt zu tun, als mit Biologie.

Und nichts schmeckt gut, wenn man es unter Zwang isst. Auch dann nicht, wenn du dich selbst zwingst. Wenn du gesunde Ernährung genießen möchtest, lautet das Geheimnis: Mache gesundes und köstliches Essen zum Gleichen. Wenn du glaubst, Möhren schmecken dir nicht, dann suche ein Rezept, das dir schmeckt. Gesunde Ernährung ist am einfachsten, wenn du das Essen magst.

ENTSCHEIDE SELBST

Viel besser als das Errichten von Verboten und Regeln ist, wenn du einfache Entscheidungen triffst. »Ich darf keine Schokolade essen« klingt schrecklich. Du bist ein freier Mensch und Schokolade ist nichts Schlimmes. Das sollte dir nicht verboten sein. Überhaupt, was macht man mit solchen Regeln? Man bricht sie. Die verbotenen Dinge sind oft die Schönsten. Und hinterher kommt noch ein schlechtes Gewissen dazu.

Hier ist meine Alternative: Triff Entscheidungen. Statt »Ich darf/sollte keine Schokolade essen« sagst du: »Ich esse keine Schokolade« oder »Ich bin der Typ, der keine Schokolade isst!« Das ist kein Verbot, sondern eine freie Entscheidung. Deine freie Entscheidung. Kein Gesetz zwingt dich zum täglichen Zähneputzen. Du machst es trotzdem. Weil es vernünftig ist. Du tust es für dich selbst. Mit dem gleichen Selbstverständnis kannst du deine Lebensmittel wählen. Und dann kannst du sogar Ausnahmen machen ganz ohne schlechtes Gewissen. Denn du bist ein freier Mensch und kennst die Konsequenzen. Bedenke allerdings immer: Eine Ausnahme ist es nur, wenn du es wirklich selten tust.

Ekel ist eine Emotion, die jede Zuneigung übertrifft. Das kannst du zu deinem Vorteil nutzen. Nämlich indem du dir die negativen Eigenschaften unvorteilhafter Nahrungsmittel verdeutlichst. Das kann deinen eigenen Körper betreffen, indem du dir Gedanken darüber machst, was diese Dinge deinem Körper antun. Das muss sich nicht auf Fettfalten und Pickel beschränken, sondern kann sich auf deine Verdauung ausweiten, deine Zellgesundheit und Leistungsfähigkeit, Karies, Mundgeruch und so fort.

Es erleuchtet allerdings auch immer wieder, wenn man sich die Herstellungsprozesse von Süßigkeiten oder Fertiggerichten anschaut. Krönen kann man das mit einem Blick auf die Zutatenliste. Ein Blick in die Auslage der durchschnittlichen deutschen Bäckerei und Konditorei lässt mich nicht kalt. Sondern es läuft mir ein Schaudern über den Rücken, wenn ich an die Zuckermengen denke, das billige Mehl, die Margarine und natürlich die Zusatzstoffe, damit alles haltbar bleibt und vermeintlich gut aussieht. In einer handwerklich arbeitenden französischen Bäckerei funktioniert das allerdings nicht so gut. Da setze ich besser keinen Fuß rein. (Vor Ort in Frankreich geht dieser Plan nie auf.)

Wenn ich einen Supermarkt betrete, ist keine Frage, wie ich den Verführungen ausweichen kann. Es ist eher eine Suche nach den wenigen Erzeugnissen, die man überhaupt als Lebensmittel bezeichnen kann. Das ideale Szenario beim Einkauf ist, wenn du auf die meisten Produkte nicht verzichtest, weil du sie nicht essen solltest, sondern weil sie dich abstoßen. Du darfst ein Lebensmittelsnob sein. Das Beste ist für dich gerade gut genug.

PORTIONSKONTROLLE

Wir Menschen können Mengen und Größen mit dem bloßen Auge oft schlecht einschätzen. Als ich mir zum ersten mal in meinem Leben Gedanken über meine Ernährung machte und gemerkt habe, dass Pizza und Tortellini mit Käse-Sahnesoße keine gute Ernährungsgrundlage sind, habe ich angefangen, die Zutaten meiner Speisen zu messen und zu wiegen.

Wie viel sind 150 Gramm Fisch? Wie sehen 100 Gramm gekochte Kartoffeln aus und wie sieht die gleiche Menge als Püree aus? Wie viel wiegt der Püreehaufen, wenn der Durchmesser zwei Zentimeter größer ist? Wenn man sich nie wirklich gesund ernährt hat, dann helfen solche Einblicke. Und es ist eine gute Übung, die im Alltag beim Einschätzen von Mengen und Gewichten hilft.

Allerdings sollte das Messen und Wiegen eine Übung bleiben und sich bloß nicht im Essverhalten des Alltags einnisten. Die Waage soll dein natürliches Gefühl für Mengen nur einige Zeit schulen, niemals ersetzen.

Schnell unterschätzt man, wie viel man sich auf den Teller gelegt hat. Ist der Teller größer, sieht eine größere Menge gar nicht nach viel aus. Auch deswegen dient es gesundem Essverhalten, wenn man eher kleinere Teller verwendet. Dabei geht es nicht darum, grundsätzlich weniger zu essen. Sondern um den richtigen Umgang mit Mengen. Unsere Gesellschaft konditioniert uns, vom Teller zu essen. Der Teller ist das Maß des Essens und setzt den Rahmen. Das entspricht allerdings nicht unserer Natur.

Übrigens: Man muss seinen Teller nicht leeressen. Es zeugt auch nicht von schlechten Manieren, wenn man etwas auf dem Teller liegenlässt. Sicher: es zeigt, dass du dich übernommen hast oder deinen Hunger nicht einschätzen kannst und wenn du es wiederholt tust, dann mangelt es dir an Respekt vor den Lebensmitteln. Schön ist das nicht. Dennoch: Hör mit dem Essen auf, wenn du satt bist. Noch besser: Höre auf, bevor du ganz satt bist. Aber lass dir kein schlechtes Gewissen einreden, wenn du den Teller nicht leerisst. Lerne daraus und nimm dir künftig kleinere Portionen. Lebensmittel sind wertvoll.

VERRINGERN STATT VERZICHTEN

Wenn dir der Verzicht auf zum Beispiel Schokolade schwerfällt, dann bedenke: Die ersten zwei Bissen sind die besten. Der Effekt nennt sich in der Wissenschaft Sensorspezifische Sättigung und er bewirkt, dass uns Dinge zu den Ohren herauskommen, wenn wir zu viel davon essen – und dafür, dass meist schon ein oder zwei Bissen genügen, wenn man ein Verlangen befriedigen möchte. Das setzt voraus, dass man die geöffnete Tafel Schokolade (die man gar nicht im Haus haben sollte, wenn man abnehmen möchte) nicht aus Gewohnheit als Ganzes inhaliert. Sondern man bricht sich ein Stück, räumt den Rest weg und versteckt ihn am besten vor sich selbst. Und dann beißt man ein wenig ab und schmeckt aufmerksam. Wenn man Süßkram hinter sich lassen will, muss man nicht gleich auf alles verzichten. Von allem viel weniger zu essen, ist ein guter Anfang.

VORLIEBEN

Niemand ist ein echter Omnivore, ein Allesfresser. Man kann einige Dinge einfach abstoßend finden. Du musst nicht alles mögen. Probleme bekommst du allerdings, wenn du die meisten Gemüsesorten nicht magst.

Wenn du wirklich gar keinen Weg findest, dir etwas köstlicheres als Pizza vorzustellen, dann überdenke deine Betrachtung des Hauptgerichts. Anstelle eines großen Stücks Pizza mit einem kleinen Salat könntest du einen großen Salat mit einem kleinen Stück Pizza essen. Es bleibt eine köstliche Mahlzeit: Du bekommst deine geliebte Pizza *und* einen Haufen frischer Nährstoffe durch den Salat.

Ankunft

Du hast es geschafft! Du kennst nun alle wichtigen und sogar die weniger wichtigen Schritte zum Erreichen deines Ziels: abnehmen, gesund bleiben und dabei das Essen genießen.

Wenn du dich an alles in diesem Buch hältst, sollte das Abnehmen dir keine Mühe mehr bereiten. Ach, was schreib ich: Wenn du dich an die meisten Anweisungen auf den ersten sechzig Seiten hältst, wird es wahrscheinlich genauso gut gehen. Hier noch einmal die wichtigsten: Zucker meiden, Mahlzeiten einhalten, Protein essen, Milch meiden, Kurzzeitfasten, bewegen.

Wenn du damit Erfolg hast, schreib mir:

felix@urgeschmack.de

Hat dir dieses Buch gefallen? Großartig! Dann schreib bitte eine Rezension, damit andere Menschen es erfahren. Und mach es genau jetzt. Wenn du es später machst, vergisst du es vielleicht und dann geschieht es nie. Die Rezension ist wichtig, damit mehr Menschen von diesem Buch erfahren und ich weitere Bücher schreiben kann.

Über mich

Als Fachautor hat Felix acht Bücher im Bereich Essen und Ernährung veröffentlicht. Mit der ersten deutschsprachigen Website zum Thema gilt er in Deutschland als Pionier der Steinzeiternährung – ein Ernährungskonzept, dem er kritisch gegenübersteht.

Durch seine Arbeit, darunter über tausend Artikel und Videos, Rezepte und Podcast-Episoden, begleitet er seit 2009 jeden Monat viele tausend Menschen auf dem Weg zu mehr Genuss, Gesundheit und Nachhaltigkeit.

Schau dir auch seine anderen Bücher an:

Einfach kochen: Methoden und Rezepte

Einfach essen: Die beste Ernährung für mich

Das Urgeschmack-Kochbuch

Das Urgeschmack-Dessertbuch

Besuch Urgeschmack im Internet:

Web:	urgeschmack.de
Liste :	urgeschmack.de/liste
YouTube:	urgeschmack.de/youtube
Instagram:	instagram.com/urgeschmack
Facebook:	urgeschmack.de/facebook
Twitter:	@urgeschmack

.